AF363976

Extrait du *Bulletin de l'Académie de médecine.*

(Séance du 5 Mai 1903.)

De la nécessité et des moyens pratiques de contrôle des désinfections publiques (1),

par M. A. CALMETTE, correspondant national.

Au moment où l'on se préoccupe d'organiser partout des services de désinfection conformément à la loi du 15 février 1902, il devient urgent de s'assurer que ces services sont réellement en mesure de fournir aux habitants de nos villes et de nos campagnes toutes les garanties d'efficacité désirables. Or, il ne suffit pas pour cela que les appareils ou procédés de désinfection employés aient été préalablement soumis à l'approbation du Comité consultatif d'hygiène : tel appareil et tel procédé peuvent être parfaitement efficaces entre des mains expérimentées et ne donner que des résultats tout à fait illusoires, lorsqu'ils seront appliqués ou exploités industriellement sans une surveillance incessante.

C'est pourquoi il m'a paru indispensable de rechercher des moyens pratiques de contrôle dont il serait possible de généraliser l'emploi avec un minimum de dépenses.

J'ai pensé qu'on pouvait atteindre ce but à l'aide de test chimiques et bactériologiques faciles à transporter et à installer dans les locaux dont il s'agit d'effectuer la désinfection. Ces test peuvent être aisément préparés dans tous les laboratoires d'hygiène. Ils varient suivant le procédé de désinfection employé et

____

(1) Cette communication a été faite, en l'absence de son auteur, par M. Roux.

suivant la nature des germes contagieux qu'il s'agit de détruire. Si nous exceptons les étuves à vapeur sous pression dont le contrôle est des plus simples lorsqu'on prend soin de les munir d'un thermomètre enregistreur tel que celui de A.-J. Martin et Walckenaer, construit par Richard, qui est employé dans les stations de la ville de Paris, les procédés usuels de désinfection sont actuellement tous basés sur l'emploi de l'acide sulfureux ou sur celui de la formaldéhyde et de ses dérivés.

Il s'agit donc, pour chacun de ces agents, de déterminer :

1° Si la pénétration de l'antiseptique a été suffisante pour assurer la destruction des germes pathogènes contenus dans l'épaisseur des objets contaminés soumis à la désinfection ;

2° Si les germes pathogènes qu'on se propose de détruire dans chaque cas particulier ont été atteints.

M. Thoinot, dans son rapport de 1891 au Comité consultatif d'hygiène sur l'emploi de l'acide sulfureux faisait déjà remarquer que la question des désinfectants est une question d'espèce.

« Ce qu'il faut savoir, écrivait-il, c'est si tel désinfectant con-
« vient à tel agent infectieux déterminé et à quelle dose. On ne
« peut plus assigner aujourd'hui, comme on le faisait il n'y a
« pas longtemps encore, une valeur générale plus ou moins
« grande à tel désinfectant, il faut être fixé d'une façon précise
« sur la valeur de ce désinfectant dans chaque cas particulier. »

En pratique, il serait impossible de laisser aux intéressés le choix entre les différents procédés de désinfection qui peuvent être efficaces dans telle ou telle circonstance particulière. Mais il serait tout à fait irrationnel que les municipalités, par exemple, et les services publics de désinfection ne puissent disposer que d'un seul système passe-partout qu'on emploierait exclusivement et uniformément dans tous les cas. Il est évident par exemple que, si la vapeur sous pression peut rendre de très grands services lorsqu'il s'agit de désinfecter des linges et des objets de literie souillés de germes pathogènes difficiles à détruire, on ne peut raisonnablement plus imposer son emploi quand on doit répéter fréquemment la désinfection des mêmes objets, ceux-ci ne tardant pas alors à être mis hors d'usage. On sait, en effet, que la vapeur détériore rapidement et irrémédiablement les soieries. certains lainages, les objets de cuir, les livres, les cahiers, les jouets d'enfants, les substances alimentaires, etc.

Chaque mode de désinfection présente donc ses contre-indications et ses avantages : il est impossible de ne pas tenir compte des uns et de se priver des autres.

Ce qui importe essentiellement, c'est d'être assuré qu'une désinfection a été efficace et que l'agent désinfectant a pu atteindre les objets contaminés, soit sur toute leur surface, soit dans toute leur épaisseur.

Voyons donc comment on peut instituer ce contrôle.

A. — Procédés basés sur l'emploi de l'acide sulfureux.

1° Il résulte d'expériences nombreuses que j'ai effectuées à l'Institut Pasteur de Lille avec la collaboration de M. Rolants, chef de laboratoire, qu'on peut mesurer aisément le pouvoir de pénétration de l'acide sulfureux à l'aide d'un test chimique très simple, constitué par des tubes en verre, de 5 ou 10 millimètres de diamètre et 1 mètre environ de longueur, fermés à une extrémité et remplis de sable sec et fin, coloré en bleu par de la teinture de tournesol. Ces tubes sont gradués à l'extérieur ; leur extrémité ouverte est bouchée avec un tampon d'ouate.

On les place à différentes hauteurs, horizontalement, dans la pièce qu'il s'agit de désinfecter.

Le gaz y pénètre d'autant plus profondément que sa concentration est plus forte et que la durée de contact est plus prolongée. Toute l'épaisseur de sable traversée est alors colorée en rouge et il suffit de noter les dimensions de la zone rouge pour en déduire le pourcentage approximatif du gaz sulfureux utilement produit. On peut ainsi dresser une table indiquant jusqu'où le gaz doit pénétrer dans le tube pour que la désinfection soit sûrement efficace à l'égard de telles espèces de microbes pathogènes. Il suffit, par exemple, que le sable soit coloré en rouge jusqu'à une profondeur de 25 centimètres pour que le bacille typhique soit détruit. Une pénétration de 40 centimètres est nécessaire pour assurer la destruction du bacille de la diphtérie.

Ce test-tube de sable coloré fournit donc des indications suffisamment précises et immédiates sur l'efficacité de la désinfection effectuée.

2° Nos test-bactériens sont constitués par de petits cylindres en verre de 10 millimètres de diamètre et de 10 centimètres de longueur, ouverts aux deux extrémités et bouchés à l'ouate. Chacun de ces cylindres, préalablement stérilisé à l'autoclave, reçoit une ou plusieurs bandelettes de papier à filtrer ou d'étoffes imprégnées avec des cultures pures des différents microbes pathogènes qu'il s'agit d'expérimenter.

On les porte ensuite à l'étuve sèche à la température de 30 degrés pendant vingt-quatre heures. Les uns sont conservés comme témoins ; les autres sont placés à différentes hauteurs dans la pièce à désinfecter.

Après la désinfection on peut les transporter au laboratoire sans crainte de les réinfecter puisqu'ils restent bouchés à l'ouate. Il suffit alors d'immerger chaque bandelette, avec les précautions familières aux bactériologistes, dans des tubes de bouillon nutritif ; on immerge en même temps les bandelettes-témoins qui ont été conservés hors du local désinfecté. Après quarante-huit heures de séjour à l'étuve, on note les tubes de bouillon qui donnent des cultures et ceux qui sont restés stériles. Le résultat de l'opération est alors exactement déterminé.

S'il s'agit de désinfecter une chambre pour un cas de diphtérie ou d'érysipèle par exemple, on se bornera à placer dans celle-ci des tests contenant des cultures sèches de bacille de la diphtérie ou de streptocoque de l'érysipèle et, pour plus de précision, on emploiera de préférence des cultures mélangées de sérum, afin que l'albumine desséchée à la surface du papier à filtrer ou des bandelettes d'étoffe protège les microbes et représente plus exactement les conditions normales de souillure des divers objets de literie ou de linge restés dans le local infecté.

Nous repoussons absolument l'usage des *cultures humides* qui sont toujours très facilement détruites par des doses faibles d'antiseptiques, parce que les milieux nutritifs qui leur servent de véhicule absorbent avec une grande avidité ces substances et les retiennent avec énergie, de telle sorte que les résultats obtenus ne sont nullement comparables avec ce qui se passe normalement dans la pratique.

B. — Procédés basés sur l'emploi de la formaldéhyde.

1° Dans nos expériences de désinfection par le formol, nous avons d'abord songé à utiliser la propriété bien connue que possède ce gaz de colorer en violet la gélatine fuschinée. Mais nous avons reconnu que la gélatine absorbe le formol qui pénètre lentement de proche en proche dans sa masse, de sorte que les indications fournies par ce réactif sur le pouvoir pénétrant de l'antiseptique sont tout à fait fausses.

Après de nombreux essais, nous nous sommes arrêtés au dispositif suivant :

Nous mélangeons une certaine quantité de solution hydro-alcoolique de fuschine rubine à du sérum liquide de cheval et nous desséchons ce sérum à l'étuve à la température de 40 degrés. Ce sérum sec, réduit en paillettes rouges brillantes se redissout très facilement dans l'eau à laquelle il abandonne immédiatement sa matière colorante. Si on le soumet à l'action des vapeurs de formol, il fixe aussitôt celles-ci : il devient alors insoluble dans l'eau et retient sa matière colorante qui ne passe plus dans le liquide.

Rien n'est plus simple, dès lors, que de préparer des tubes contenant, soit du sable fin desséché, soit de l'ouate, en y intercalant de distance en distance, tous les cinq centimètres par exemple, des index constitués par quelques paillettes de sérum fuschiné desséché ou par de petits disques de papier à filtrer imprégné de sérum fuschiné et sec.

On placera ces tubes dans le local à désinfecter, à diverses hauteurs. Après l'opération, il suffira de reprendre par l'eau chacun de ces index ; partout où les vapeurs de formol auront pénétré, le sérum rouge sera devenu insoluble et n'abandonnera plus sa matière colorante. On mesurera ainsi d'une façon très exacte la pénétration du gaz.

Ces test à sérum rouge peuvent être employés aussi facilement lorsqu'on fait usage d'appareils formogènes à production directe par évaporation ou vaporisation, tels que la lampe de Lingner, l'appareil Hotton, l'appareil Trillat ou l'appareil de Rechter, ou d'étuves à compression et à décompression successives telles que celles qu'emploient actuellement les frères de Rechter à Bruxelles ;

2° Le contrôle bactériologique des désinfections au formol peut être effectué exactement de la même manière que j'ai déjà décrite à propos de la désinfection par l'acide sulfureux. Je me bornerai seulement à indiquer ici que le pouvoir pénétrant du formol étant beaucoup moindre que celui du gaz sulfureux, il est nécessaire d'obturer les cylindres de verre contenant les cultures microbiennes sèches seulement avec de légers tampons d'ouate très lâches et de raccourcir au minimum la longueur de ces tubes jusqu'à 6 centimètres environ.

J'ai fait construire, dans un des laboratoires de l'Institut Pasteur de Lille, une petite chambre parfaitement close de

5 mètres cubes de capacité, munie de tous les dispositifs utiles pour réaliser des expériences de désinfection avec les divers procédés et appareils actuellement proposés ou déjà connus et avec des doses exactement mesurées des divers agents désinfectants. Ces expériences sont contrôlées d'après les méthodes que je viens de décrire, de telle sorte qu'il me sera bientôt possible de faire connaître avec toute la précision désirable quelles quantités et quelles concentrations d'acide sulfureux par exemple, ou de formol pur ou de formol-acétone on doit employer pour réaliser sûrement dans un local de dimensions connues la destruction de chacun des principaux germes pathogènes.

Il m'a paru nécessaire d'entreprendre cette étude, car si les nombreux travaux de laboratoire qui ont été publiés jusqu'à présent nous renseignent à peu près sur le pouvoir bactéricide des substances antiseptiques, nous ne disposons, à l'heure actuelle, d'aucun moyen de contrôle des opérations de désinfection publique telles qu'elles sont pratiquement réalisées.

Or, la nécessité de ce contrôle apparaît certainement aussi indispensable aux yeux de tous les hygiénistes que peut l'être, par exemple, l'inspection des pharmacies.

Paris. — L. MARETHEUX, imprimeur, 1, rue Cassette. — 1584.

www.ingramcontent.com/pod-product-compliance
Lightning Source LLC
LaVergne TN
LVHW021625170726
843501LV00010B/4161